Snack diet

LA VERDAD SOBRE LAS DIETAS.

COMO MANTENER EL PESO IDEAL.

BAJE DE PESO SIN DEJAR DE COMER.

COMA DE TODO LO QUE LE GUSTE.

APROVECHE ESTA UNICA OPORTUNIDAD,
AHORA O NUNCA.

By: Jhoan L. Hernandez

PROLOGO

Antes de comenzar, debemos tener en cuenta que existe una cantidad inmensa de tratados que tienen que ver con las dietas, pero como todos sabemos la mayoría de estas fracasan, pues llevan a la persona que las hacen, a los extremos y les destrozan la voluntad, con la eliminación de diferentes comidas que deben o no deben consumir, debemos pensar entonces que la solución para esas libras de mas en nuestros cuerpos, pudiera recaer sobre las cantidades y no sobre que debemos o no debemos comer, por este motivo es que surge, SNACK DIET, un sistema de alimentación que nos permita bajar de peso, mantenerlo y que pueda la persona comer lo que le guste, controlando solamente las cantidades que come. Sigamos la lectura y veremos como todo esto es totalmente posible y con muy poco esfuerzo.

LA VERDAD SOBRE LAS DIETAS

Desde hace mucho tiempo, la raza humana ha tratado de modificar su forma de alimentarse, con vistas a bajar de peso, pero siempre se han encontrado que la comercialización de estos sistemas de control de peso, ha sido los únicos beneficiados en esta contienda, las dietas hoy en dia solo producen dinero a los que las crean, pero quien las compran y usan, solamente se llevan la frustración.

El sistema de eliminación de ciertos tipos de alimentos, como parte integral del bajar de peso, es incongruente y fallido, tarde o temprano la persona cae en un vacio, que lo lleva a la desobediencia por una falta de voluntad intrínseca y acto seguido queda rota toda la actividad inhibitoria, asi una y otra vez la persona se ve envuelta en diferentes sistemas y formas dietéticas, llevándola siempre al mismo punto de frustración y resignación, dando un resultado final de poca confianza y credibilidad a cualquier otro intento que pudiera presentársele.

No cabe la menor duda que el problema radica en la forma, enfoque y comprensión, de: en que consiste verdaderamente un control de peso, adecuado e individual, que se ajuste a los mas altos conceptos de la prudencia, de un estudio profundo de las necesidades y las características de cada persona en cuestión, es completamente inverosímil, dictar pautas que se ajusten a todas y cada una de las personas que nos rodean, recordemos que los que es bueno para ti, puede ser malo para mi, es por esto que a la hora de recomendar, debemos saber que recomendar y a quien recomendar.

Las alternativas para que una persona decida bajar de peso, están en todas partes, de eso estamos seguro, pero de ahí a que lo logre va un gran trecho, que por supuesto depende única y exclusivamente de dicha persona, esta es la verdad sobre las dietas, que hoy dia tenemos a nuestro alcance y que nos han acostumbrado a vivir con ellas.

COMO MANTENER EL PESO IDEAL

Una de las metas mas difícil de cumplir después que asumimos determinada dieta popular, es el lograr mantener el peso ideal. Esto pasa a ser parte del fracaso, pues es tan difícil llevar a cabo una dieta que nos limita el consumir infinidad de comidas a las que estabamos acostumbrado, durante todo una larga vida y después que logramos bajar unas libras, con un gran esfuerzo, vemos que al final no podemos mantener ese peso, pues la voluntad se quiebra ante el paso del tiempo, el continuo acoso de la propaganda despiadada y la inevitable compañía de otras personas que nos rodean y que quizás no tengan las mismas intenciones de regular su peso etc.

BAJAR DE PESO SIN DEJAR DE COMER, COMA TODO LO QUE LE GUSTE.

Ud se preguntara', como voy a bajar de peso comiendo todo lo que me guste y sin dejar de comer.

Pues bien esto es totalmente verdad, pura verdad, el secreto consiste en las cantidades que podemos comer; no es cierto que le gusta comer hamburguesas, pues coma hamburguesas, pero como: le explico , si ud se levanta por la mañana y siente deseos de comerlas, diríjase al lugar donde las venden, comprela, y cortela en cuatro pedazos iguales, un pedazo cómalo en ese momento, guarde el resto, cuando pasen dos horas coma otro pedazo, a las dos horas coma otro pedazo y a las dos horas coma el cuarto pedazo, ud se comio una hamburguesa completa pero la distribuyo' en seis horas lo que quiere decir que su cuerpo bien pudo digerir esas pequeñas cantidades de calorías y fueron usadas para su consumo corporal, desea comer bananas, coma la mitad de una banana, desea comer manzanas coma la mitad ahora y la otra mitad después de cuatro horas, coma todo lo que ud. desee, pero siempre consiente de que la cantidad es lo mas importante, nuestro cuerpo necesita alrededor de mil cuatrocientas calorías al dia para una persona activa pero sin ejercicios.

Si aprendemos como calcular las calorías que contienen cada alimento que deseamos consumir, ya tenemos la clave, todo gira alrededor de este secreto, cuantas calorías consumes, cuantas calorías gastas, esta regla no falla es simple, si consumes mas calorías de las que gastas, engordas, si gastas mas de las que consumes, bajas de peso, si observas esta regla podras controlar tu peso y tu salud.

Si adecuamos estas reglas y aprendemos a balancear lo que ingerimos, podremos aplicarlo en todo momento sin sufrimientos ni carencias, podemos tambien incrementar el gasto de calorías haciendo una hora de ejercicios diariamente, lo que nos permitirá aumentar el consumo de alimentos en proporción, si a esto le sumamos control sobre el tipo de alimento que comemos, nos ayudaría mucho esta practica.

Algunos ejemplos de lo anterior son: tomar entre seis y ocho vasos de agua al dia, esto ayuda al cuerpo a deshacerse de impurezas, pues les permite a las células funcionar mejor, permitiendo la evacuación de lípidos (grasas) acumuladas en los tejidos, descongestionando el sistema linfático y haciendo trabajar en optimas condiciones a los órganos de deshechos.

Tambien deberíamos aumentar el consumo

de frutas y vegetales, ya que estas nos proporcionan una fuente sana de proteínas, minerales etc. no tome estas referencias como consejos alimenticios, no es asi, solo téngalos en cuenta a la hora de elegir que comer, pues le puede ser de utilidad, pero recuerde que lo mas importante es la cantidad que comamos, este es el punto de partida, el concepto que hara' que logre sus propósitos adecuadamente, recuerde que una dieta equilibrada necesita tener en cuenta el requisito calórico de cada persona, según su edad, condición física y metas en su vida. El control de peso de una persona, depende única y exclusivamente de esa persona, los pasos a seguir siempre deben ser decisiones propias y a partir de una necesidad justificada, de apariencia, estilo de vida, proyección social, etc. pero básicamente en coordinación con un bien intencionado profesional de la salud o una buena orientación al respecto, recuerde que los cambios nutricionales juegan un rol importante en el metabolismo de una persona, la acción de reducir las cantidades de las comidas que ingerimos, con el fin de bajar adecuadamente de peso, no interfiere directamente en reacciones vitales, pues el cuerpo sigue recibiendo los mismos tipos de alimentos, pero con control, dándole al organismo un equilibrio entre las calorías que consumimos y las que gastamos, esto por supuesto, sera' la clave para una adecuada y bien controlada reducción de su peso, recuerde que puede comer de todo, pero siempre recordando que la cantidad es lo mas importante, otro dato que debe tener en cuenta, trate espaciar las distancias entre una comida y otra, haga del desayuno su comida principal, la herramienta principal además de su voluntad, es la tabla de las calorías de los alimentos, aprenda a usarla y sáquele el mayor provecho posible, aunque esto suene un tanto extenuante, tenga siempre en cuenta que es su decisión de lucir mejor y sus deseos de bajar de peso para lograrlo, el uso de la tabla es como todo en esta vida, con esto le quiero decir que con la practica diaria, ud llegara a dominarla a la perfeccion y pudiera ser que en corto tiempo no tenga necesidad de usarla, ya que las equivalencias se les ira' grabando y ud. las aplicaría de forma casi automática.

Como una cortesía, adjunto al final de este libro, le estoy haciendo llegar una tabla, de valores caloríficos, para una amplia gama de alimentos, si tiene alguna duda, puede consultar en el internet y establecer comparaciones entre ellas, pero siempre recuerde que la decisión es suya, que si tiene el firme compromiso con ud. mismo

Solamente tiene que poner en marcha la acción, elabore un plan, dedique una hora para hacer ejercicios diariamente, escoja la hora que mas le convenga.

Beba de seis a ocho vasos de agua diarios.

Coma todo lo que le guste, pero ajuste las cantidades en base a las calorías.

No exceda el consumo de alimentos ricos en almidones como son la malanga, la yuca, el yame, el boniato, los arroces blancos, las pastas de todos los tipos, siempre que coma estos que sea con prudencia y en muy pequeñas cantidades.

Si va a consumir embutidos, butifarras, bacon etc. tenga especial cuidado de la cantidad que ingiere, siempre consulte la tabla.

Grave en su mente y póngalo como primer orden, el tener en cuenta, que no debe pasarse de la ingestión de calorías, que solamente el cuerpo necesita para sus funciones, pues todas las que consuma de mas, irremediablemente pasaran a formar parte de su exceso de peso, nuestro cuerpo esta diseñado de forma tal, que cuando sobran calorías, estas son almacenadas en los tejidos como reserva, para ser utilizadas en el momento que sean necesarias y estas reservas son exactamente la gordura o exceso de peso, que después nos arrepentimos de tener como una carga extra.

Como pudo ver, nuestra propuesta de dieta sin tantos sacrificios, esta basada en comer pequeñas porciones, pero sin eliminar ningún alimento de sus comidas; esta' basada específicamente en reducir las cantidades que consumimos. ¿tienes hambre? coma lo que desee comer, pero como una pequeña porción, esta en la calle, se encontró con sus amistades, que lo invitan a comer en algún lugar exclusivo, no decline la invitación, mas bien vaya contento, pero a la hora de elegir lo que comerá sea prudente y actue con inteligencia, selecciones su comida en base a sus conocimientos de equivalencia de calorías, si no recuerda alguna, sea conservador, eso ayudara' a que nunca ingiera mas de lo que debe, asi quedara' bien con sus amistades, pero principalmente quedara' bien con ud. mismo, basta ya de dietas que lo pones en situaciones indecisas, basta de dietas que eliminan comidas que en su gran mayoría, a ud. le gustaría comer, sirviendo de piedra de tropiezo para que un dia su voluntad sea quebrantada y caiga en la tentación de querer comerla, aunque sea a escondidas, como ocurre muchas veces; coma todo lo que le guste, donde le guste, pero con el debido control y prudencia, aprenda a respetar el lado malo de los alimentos, como es el comer sin medidas ni control, aprenda a sacarle provecho a los ejercicios, que tan necesarios son para nuestra salud, desarrolle el sentido del autocontrol, dejese llevar por lo bueno y desarticule lo malo, haga de su alimentación, un placer y no un sacrificio, que lo mantendría en constante tensión y ansiedad, aproveche esta oportunidad que hoy dia le estoy ofreciendo, demuéstrese a ud. mismo que si es posible lograr bajar de peso, sin dejar de disfrutar de todo lo que la naturaleza nos entrega dia a dia.

Por fin una dieta que nos permite bajar de peso, sin abandonar nuestras costumbres y deseos.

Esta demostrado que el eliminar ciertos alimentos de nuestra dieta, nos puede llevar a desarrollar diferentes trastornos y dolencias, la insuficiencia de muchas vitaminas y minerales, en gran parte se deben al entregarnos en dietas para bajar de peso, que carecen de estudios que permitan un equilibrio en el suministro de nutrientes que nuestro organismo necesita, para su optimo desarrollo y funcionamiento, es por esto que hemos desarrollado SNACK DIET o dieta de merienda o sencilla, ya que sabemos que le permitira' a ud. querido lector a obtener su peso ideal, sin perjuicio a su salud, llevándolo lento pero seguro por el camino adecuado.

NOTAS DEL AUTOR.

No sin antes desearles, la mayor suerte del mundo, recuerde que no tratamos de curar o diagnosticar ninguna enfermedad a través de este trabajo, solamente hemos querido llevarle información adecuada y verdadera, para que ud. se beneficie en su intento de cambio de su estilo de vida.

Por lo que ni el autor ni el editor, son responsables por sus actos o decisiones.

TABLA DE CALORIAS EN LOS ALIMENTOS.

Esta tabla esta basada en 100 gramos del producto que a continuación detallamos.

Alimento	calorías/ 100 grs.
Ajo	140
Calabaza	23
Cebolla	47
Col	28
Espinacas	32
Judías	40
Lechugas	15
Papas cocidas	86
Pepinos	12
Perejil	55
Pimiento	22
Pure' de papas	360

Cont.	Calorías
Remolacha	40
Tomate	22
Tomate en jugo	21
Zanahorias	41

Legumbres.

Garbanzos	360
Habas secas	340
Lentejas	332
Soja en granos	421
Frijoles negros	326
Frijoles colorados	345

Frutas.

Aceitunas	150
Aguacate	167
Ciruela	43
Coco	645
Chirimoya	77

Cont.	Calorías
Dátiles	280
Fresas	35
Higos	80
Kiwi	51
Limón	39
Mandarina	41
Mango	57
Manzana	52
Melocotón	52
Melón	32
Naranjas	44
Papaya	45
Peras	61
Platanos	90
Uvas	81

Frutas secas.	Calorías
Almendras	615
Avellanas	680
Nueces y piñones	655
Pistacho	580
Cacahuate	638

Productos lacteos Y sus derivados.	Calorías
Helados	170
Leche de cabra	71
Leche de ovejas	95
Leche condensada	350
Leche vaca descremada	35
Leche vaca en polvo entera	500
Leche vaca entera	67
Queso blanco desnatado	70
Queso de bola	349

Cont.	Calorías.

Queso gruyere--------------------------------391

Queso manchego-----------------------------396

Queso parmesano----------------------------395

Queso roquefort------------------------------405

Yogurt--60

Carnes y embutidos.

Bacon--------------------------------------- 667

Bisteck de res--------------------------------177

Butifarra---------------------------------------391

Chuletas de cerdo----------------------------330

Higado de cerdo------------------------------155

Codorniz--------------------------------------115

Conejos--162

Costillas de cordero--------------------------215

Chicharron----------------------------------601

Chorizo--------------------------------------470

Gallina---------------------------------------369

Jamon--380

Mortadela-----------------------------------265

Pato---200

Pavo--225

Salchicha------------------------------------315

Pollo--120

Ternera---------------------------------------181

Pescados y mariscos.

Almejas--51

Arenque--------------------------------------209

Atun--225

Bacalao--75

Calamar--82

Cangrejo---------------------------------------85

Cont.	Calorías.
Caviar	235
Langosta	68
Merluza	86
Mero (cherna)	118
Pulpo	58
Salmon	172
Trucha	94

Aceites.

Aceite de cacahuate	890
Aceite de girasol	890
Aceite de maíz	890
Aceite de oliva	890
Aceite de soja	890
Manteca	672
Mantequilla	750
Margarina	750

Salsas y condimentos.   Calorías.

Cubitos de caldo---------------------------260

Kétchup---------------------------------------99

Mayonesa-----------------------------------720

Mostaza---------------------------------------14

Sofritos--------------------------------------115

Cereales.

Arroz blanco-------------------------------355

Arroz integral-----------------------------351

Avena---370

Cereales según azúcar-------------------380

Pan de trigo--------------------------------240

Huevos

Clara de huevos----------------------------49

Huevo entero------------------------------162

Yema de huevo----------------------------370

Preparaciones	calorías
Churros	345
Jamon y queso	215
Pizas	234
Pollo empanizado	284

Dulces.

Azúcar	381
Caramelo	380
Compotas	65
Chocolate con leche	548
Helados con azúcar	270
Mermelada	285
Miel	298

Meriendas

Barras snikers, milky way	440
Palomitas de maiz	590
Papitas fritas o (chips)	545

Bebidas / tragos/ licores	calorías
Aguardiente	281
Anis	311
Cerveza negra	35
Cerveza rubia	45
Conac o brandy	244
Ron	245
Wisky	245

AGRADECIMIENTOS

A mi padre Leonel Hernandez el encuadre y diseño de este pequeño, pero contundente tratado, que define la dieta como una herramienta disponible a todos, para lograr sus deseos de mantener un peso idóneo, con la seguridad requerida, para no afectar la salud, en ningún momento.

Jhoan L. Hernandez Autor.